BEI GRIN MACHT SICH IHR WISSEN BEZAHLT

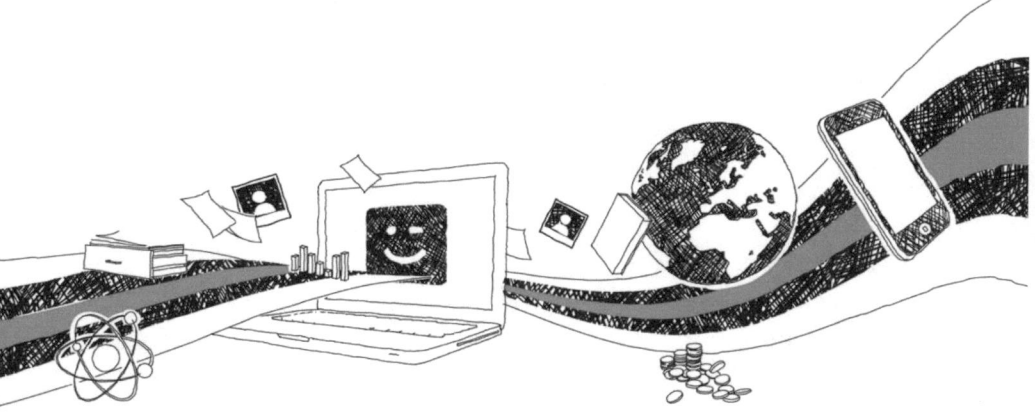

- Wir veröffentlichen Ihre Hausarbeit, Bachelor- und Masterarbeit

- Ihr eigenes eBook und Buch - weltweit in allen wichtigen Shops

- Verdienen Sie an jedem Verkauf

Jetzt bei www.GRIN.com hochladen und kostenlos publizieren

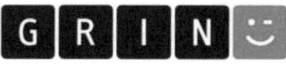

Was sind die Auswirkungen von Präsentismus auf die psychische und physische Gesundheit?

Anja Mälzer

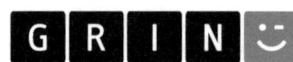

Bibliografische Information der Deutschen Nationalbibliothek:

Die Deutsche Nationalbibliothek verzeichnet diese Publikation in der Deutschen Nationalbibliografie; detaillierte bibliografische Daten sind im Internet über http://dnb.d-nb.de abrufbar.

ISBN: 9783346591500
Dieses Buch ist auch als E-Book erhältlich.

Druck und Bindung: Books on Demand GmbH, Norderstedt Germany
Gedruckt auf säurefreiem Papier aus verantwortungsvollen Quellen

Das vorliegende Werk wurde sorgfältig erarbeitet. Dennoch übernehmen Autoren und Verlag für die Richtigkeit von Angaben, Hinweisen, Links und Ratschlägen sowie eventuelle Druckfehler keine Haftung.

Das Buch bei GRIN: https://www.grin.com/document/1172405

MSH Medical School Hamburg

University of Applied Sciences and Medical University

Fakultät Humanwissenschaften

Bachelorstudiengang Psychologie

Studienarbeit

Was sind die Auswirkungen von Präsentismus auf die psychische und physische Gesundheit?

vorgelegt von:

Anja Mälzer

25.01.2021

4. Fachsemester

M18 Gesundheitspsychologie

Inhaltsverzeichnis

Zusammenfassung

Die gesundheitlichen Folgen von Präsentismus wurden bisher erst in wenigen Studien untersucht. In diesem Zusammenhang hat sich innerhalb dieses noch jungen Forschungszweiges noch kein einheitliches Studiendesign etabliert, was die Vergleichbarkeit der Untersuchungen stark einschränkt. Dennoch lassen die Befunde der einzelnen Studien erkennen, dass sich Präsentismus signifikant negativ auf die psychische, physische und allgemeine Gesundheit auszuwirken scheint. Trotz der bereits zum aktuellen Forschungsstand erkennbaren Tendenz, sollten die gesundheitlichen Folgen von Präsentismus durch weitere Studien belegt und unter vereinheitlichten Studiendesigns vertiefend betrachtet werden.

1 Einleitung

1.1 Problemstellung

Absentismusforschung weist eine lange Geschichte auf, wohingegen Präsentismus erst wesentlich später wissenschaftliche Aufmerksamkeit erhält (Steinke & Badura, 2011). Die erste Nennung von Präsentismus fand in einer 1955 veröffentlichten Arbeit von Auren Uris statt, die Präsentismus noch mit *Anwesenheit am Arbeitsplatz* gleichsetzt. Diese Definition hat noch bis in die 1970er Jahre Bestand (Smith, 1970, Uris, 1955). Mit steigendem wissenschaftlichem Interesse am Präsentismus finden sich neue Definitionen, die sich in zwei Hauptstränge der Präsentismusforschung aufteilen lassen. Zum einen Präsentismus als das Verhalten von Mitarbeitern, trotz Krankheit zur Arbeit zu gehen (Aronsson & Gustafsson, 2005, Aronsson, Gustafsson, & Dallner, 2000) und zum anderen Präsentismus als Einbußen der Arbeitsproduktivität, die durch gesundheitliche Beschwerden entstehen (Burton, Conti, Chen, Schultz, & Edington, 1999, Schultz & Edington, 2007). Somit findet sich ein Forschungsstrang, der sich mit dem gesundheitlichen Aspekt von Präsentismus auseinandersetzt, wohingegen der andere Forschungsstrang einen wirtschaftlichen Fokus setzt.

Auf der gesundheitlichen Ebene ist Präsentismus ein weit verbreitetes und steigendes Phänomen (Aronsson & Gustafsson, 2005, Aronsson et al., 2000, Chiu et al., 2017), das besonders Menschen betrifft, die bei ihrer Arbeit nicht ersetzbar sind und/oder die verpasste Arbeit nachholen müssen (Aronsson et al., 2000). So zeigt eine 2016 im amerikanischen Gesundheitssystem durchgeführte Befragung, dass 92% der Befragten trotz grippeähnlicher Symptome zur Arbeit gehen, wohingegen dieser Wert ein Jahr zuvor noch bei 40% lag (Chiu et al., 2017). In Anbracht hoher und steigender Präsentismuszahlen gewinnt die Untersuchung der gesundheitlichen Folgen von Präsentismus zunehmend an Relevanz. Allerdings finden sich zu den gesundheitlichen Auswirkungen von Präsentismus im Vergleich zu anderen Aspekten dieses Forschungsgebiets bisher die wenigsten Studien (Steinke & Badura, 2011).

1.2 Ziel der Arbeit

Ziel dieser Literaturarbeit ist es, einen Überblick über physische und psychische Folgen von Präsentismus zu liefern. Dabei wird zunächst eine für diese Arbeit geltende

Definition von Präsentismus festgelegt und das Konstrukt „Präsentismus" durch Modelle und Theorien beschrieben. Anschließend erfolgt eine inhaltliche Darstellung und Gegenüberstellung relevanter Studien, die psychische und physische Folgen von Präsentismus gesondert abbilden gefolgt von einem Exkurs zu Studien, die sich mit den Folgen von Präsentismus auf die allgemeine Gesundheit beschäftigen. Im Diskussionsteil werden die Ergebnisse der Studien anschließend interpretiert und einer kritischen Betrachtung unterzogen. Abgeschlossen wird diese Arbeit mit einem Fazit in Verbindung mit einem Ausblick.

1.3 Literaturrecherche

Die Literaturrecherche erfolgte über PsycARTICLES, PsychINFO, PubMed, Google Scholar, Springer Link, ResearchGate und PsyJournals. In dem Zusammenhang wurden die folgenden Stichwörter in verschiedenen Variationen durch Boolesche Operatoren und angemessene Glossarbegriffe identifiziert, die in Beziehung zu Präsentismus und dessen Auswirkungen auf die psychische und physische Gesundheit stehen: *Präsentismus*, *presenteeism*, *presentism*, *Auswirkung*, *Folge*, *impact*, *consequence*, *Gesundheit*, *health* und *well-being*. Des Weiteren wurden die Literaturverzeichnisse der gefundenen Studien im Schneeballsystem auf für diese Arbeit relevante Studien untersucht. Um die Wirkung von Präsentismus auf die psychische um physische Gesundheit abzubilden, wurden nur Untersuchungen mit mindestens zwei Messzeitpunkten eingeschlossen. Ein Ausschluss hinsichtlich des Erscheinungsjahres fand zugunsten einer lückenlosen Darstellung und aufgrund der geringen Anzahl relevanter Studien nicht statt.

2 Hauptteil

2.1 Präsentismus

Wie schon in Abschnitt 1.1 beschrieben, gibt es für Präsentismus unterschiedliche Definitionen. Für eine gesundheitliche Betrachtung soll Präsentismus in dieser Arbeit als *trotz Krankheit zur Arbeit gehen* verstanden werden. In dem Zusammenhang arbeiten alle in den nächsten Kapiteln untersuchten Studien mit dieser Definition. Neben unterschiedlichen Definitionen von Präsentismus gibt es verschiedene Theorien und Modelle, die die gesundheitsbezogene Präsentismusforschung theoretisch fundieren.

Ein teilweise empirisch überprüftes Modell findet sich in einem Review von Johns. Es liefert Voraussetzungen für und Folgen von Präsentismus. Wichtigste Aspekte für Präsentismus sind in dem Zusammenhang Wechselwirkungen zwischen Präsentismus und Absentismus, Subjektivität von Gesundheit und weitere Faktoren wie die Einstellung gegenüber der Arbeit, Arbeitsplatzsicherheit, Persönlichkeit der Beschäftigten und das Arbeitsklima. Insgesamt wird postuliert, dass Präsentismus von Wechselwirkungen zwischen Personenfaktoren, Kontextfaktoren und der Art der gesundheitlichen Beschwerden abhängig ist (Johns, 2010).

Eine andere Theorie bzw. Erweiterung des genannten Modells ist an die sozialkognitive Theorie von Bandura angelehnt. Sie bezieht zusätzlich persönliche Ziele, Selbstwirksamkeits- und Ergebniserwartungen mit ein. Das Zusammenspiel der genannten Faktoren beeinflusst die Entstehung von Präsentismus nachweislich (Lu, Lin, & Cooper, 2013, Lu, Peng, Lin, & Cooper, 2014).

Insgesamt scheinen sich die Einflussfaktoren von Präsentismus in die drei folgenden Kategorien einteilen zu lassen: Persönliche Einflussfaktoren (Alter, Geschlecht, Persönlichkeitsmerkmale etc.), arbeits- und organisationsbedingte Einflussfaktoren (Unternehmenskultur, Arbeitsstress etc.) sowie strukturelle bzw. Umweltfaktoren (Arbeitsplatzunsicherheit etc.) (Steinke & Badura, 2011).

2.2 Auswirkungen von Präsentismus auf die psychische Gesundheit

Eine von Gustafsson und Marklund in Schweden durchgeführte Studie untersucht Arbeitnehmer im öffentlichen und privaten Sektor zu drei Befragungszeitpunkten (2004 T1, 2005 T2 und 2006 T3). Abgefragt werden dabei Präsenztage trotz Krankheit (sickness presence folgend SP) und krankheitsbedingte Fehltage (sickness absence folgend SA) sowie unter anderem die psychische Gesundheit (mental wellbeing). Ein Ergebnis der Studie ist, dass Personen mit hoher SP und hoher SA ihre mentale Gesundheit mit signifikant erhöhter Wahrscheinlichkeit in T3 als schlecht einschätzen (Odds Ratio folgend OR: 1,49). Noch ausgeprägter ist dieser Befund bei niedriger SA und hoher SP (OR: 1,72) (Gustafsson & Marklund, 2014). Diese Erkenntnis ist konsistent mit den Ergebnissen einer vorangegangenen Untersuchung der zuvor genannten Autoren. Hier wurden SP und SA nicht in Verbindung, sondern separat auf ihre Folgen für die mentale Gesundheit untersucht. Auch hier zeigt sich eine signifikant erhöhte Wahrscheinlichkeit dafür, dass Befragte in T3 eine schlechte psychische Gesundheit angeben, nachdem die in T2 abgefragten SP-Tage bei sechs oder mehr lagen im Vergleich zu Befragten, die in T2 keine SP-Tage angegeben haben (OR: 2,56) (Gustafsson & Marklund, 2011). Eine an 1271 Beschäftigten in Dänemark durchgeführte Studie untersucht den Zusammenhang von SP und Depression längsschnittlich zu zwei Messzeitpunkten (2006 T1 und 2008 T2). Teilnehmer, bei denen in T1 laut Major Depression Inventory (MDI) keine Depression vorliegt, zeigen bei acht oder mehr SP-Tagen ein deutlich höheres Risiko in T2 eine Depression aufzuweisen als Teilnehmer, die im selben Zeitraum angaben, nie krank zur Arbeit gegangen zu sein (OR: 2,45) (Conway, Hogh, Rugulies, & Hansen, 2014). Eine Studie an 1.820 Beschäftigten, die im schwedischen Gesundheitssystem arbeiten, untersucht den Einfluss von Präsentismus auf Burnout. Im Ergebnis zeigt sich, dass Studienteilnehmer, die zur Basismessung (T1) einen hohen Präsentismuswert (hier definiert durch mindestens zwei Tage in den vorangegangenen 12 Monaten) aufweisen und nicht an Burnout leiden, zur Folgemessung nach zwei Jahren ein signifikant höheres Risiko für Burnout zeigen, als die Befragten, die geringere Präsentismuswerte angaben (OR: 1,72) (Dellve, Hadzibajramovic, & Ahlborg, 2011).

Zusätzlich zu den vorgestellten skandinavischen Untersuchungen gibt es eine Studie aus den Niederlanden, die unter anderem die Auswirkungen von Präsentismus auf mentale Erschöpfung und Depersonalisierung erforscht (in Kombination werden diese beiden Symptome in dem Zusammenhang als Indikator für Burnout beschrieben). Sie verwendet Daten von 258 Krankenschwestern und Krankenpflegern, die über drei Messzeitpunkte mit jeweils einem Abstand von 1,5 Jahren erhoben wurden. Die beschriebene Studie liefert das Ergebnis, dass Präsentismus über Zeit zu Depersonalisierung führt. Zudem zeigt sich, dass Präsentismus und mentale Erschöpfung in einer signifikanten reziproken Beziehung zueinander stehen (Demerouti, Le Blanc, Bakker, Schaufeli, & Hox, 2009).

Neben der europäischen Präsentismusforschung in Bezug auf die psychische Gesundheit gibt es zwei Studien zu diesem Untersuchungsgegenstand aus dem asiatischen Raum (Lu et al., 2013, Lu et al., 2014). Die erste der beiden Studien umfasst Daten von 245 chinesischen Beschäftigten in Taiwan, die zu zwei Messzeitpunkten (im Abstand von zwei Monaten) unter anderem zu ihrem Präsentismusverhalten (act of presenteeism), ihrer psychischen Gesundheit (mental health) und ihrer Erschöpfung (exhaustion) befragt wurden. Im Ergebnis konnten hohe Präsentismuswerte beim ersten Messzeitpunkt signifikant als Prädiktor für eine schlechtere psychische Gesundheit (β = -.29) und für ausgeprägtere Erschöpfung (β = .27) zum zweiten Messzeitpunkt identifiziert werden (Lu et al., 2013). Die zweite Studie umfasst Daten von 345 chinesischen Beschäftigten in Taiwan und China, die zu 2 Messzeitpunkten (im Abstand von 3 Monaten) befragt wurden. Auch in dieser Untersuchung wurden unter anderem Daten zum Präsentismusverhalten, zur psychischen Gesundheit und zur Erschöpfung erhoben. Die Studie kommt zu dem Ergebnis, dass hohe Präsentismuswerte zur Basismessung (abgefragt für sechs Monate vor T1) sowohl ein signifikanter Prädiktor für eine gesteigerte Erschöpfung zum Zeitpunkt der ersten Messung als auch drei Monate später bei der Folgemessung ist. Hinsichtlich einer schlechteren psychischen Gesundheit fungieren in T1 gemessene hohe Präsentismuswerte signifikant als Prädiktor für eine schlechtere psychische Gesundheit in T1, allerdings nicht in T2 (Lu et al., 2014).

2.3 Auswirkungen von Präsentismus auf die physische Gesundheit

Präsentismus kann unterschiedliche Folgen auf die körperliche Gesundheit haben. So zeigt eine an die britische Whitehall-II-Studie anknüpfende Untersuchung von 5.071 Männern, dass Arbeitnehmer, die bei der Erstmessung (T1) einen schlechten Gesundheitszustand aufwiesen und in den drei vorangegangenen Jahren nie krank zu Hause geblieben sind, ein etwa doppelt so hohes Risiko für schwerwiegende bis tödliche Herz-Kreislauf-Erkrankungen haben, als Mitarbeiter mit schlechter Ausgangsgesundheit, die sich in dem gleichen Zeitraum moderat haben krankschreiben lassen (OR: 1,97) (Kivimäki et al., 2005). Die Zweituntersuchung fand in der genannten Studie nach durchschnittlich 9,1 Jahren statt. Eine ebenfalls britische Folgestudie, bei der die Zweituntersuchung bereits nach zwei Jahren durchgeführt wurde, konnte die Ergebnisse nicht bestätigen (OR: 0,62) (Westerlund et al., 2009).

Neben den beiden genannten Studien, die ausschließlich die Folgen von Präsentismus auf die physische Gesundheit untersuchen, liefern einige der bereits im Abschnitt 2.2 vorgestellten Untersuchungen neben den psychischen Folgen auch Ergebnisse, die die körperlichen Folgen von Präsentismus abbilden. Gustafsson und Marklund erheben dabei körperliche Beschwerden über fünf Items zu Schmerzen in

6

unterschiedlichen Teilen des Körpers und deren Häufigkeit. Dabei kommen sie zu dem Ergebnis, dass Befragte mit sechs oder mehr Tagen SP bei der Folgemessung signifikant öfter einen hohen Wert für körperliche Beschwerden angaben (OR: 2,6) (Gustafsson & Marklund, 2011). Zudem zeigt sich in einer anschließenden Studie der beiden Autoren, dass Studienteilnehmer mit hoher SP und hoher SA signifikant öfter bei der Folgemessung über physische Beschwerden klagen, als Beschäftigte mit niedriger SA und niedriger SP (OR: 1,64). Für die Studienteilnehmer mit hoher SP und niedriger SA ist das Ergebnis nicht signifikant (Gustafsson & Marklund, 2014).

Zusätzlich zu den europäischen Befunden kommen Lu et al. zu dem Ergebnis, dass der Präsentismuswert der Studienteilnehmer in T1 signifikant negativ mit der in T2 angegebenen physischen Gesundheit korreliert (β = -.32) (Lu et al., 2013). Eine nachfolgende Studie von Lu et al. zeigt zwar einen signifikant negativen Zusammenhang von in T1 gemessenen Präsentismuswerten und physischer Gesundheit in T1 (β = -.21), allerdings lässt sich kein signifikanter Zusammenhang von Präsentismus in T1 und physischer Gesundheit in T2 feststellen (β = -.05) (Lu et al., 2014).

2.4 Exkurs: Auswirkungen von Präsentismus auf die allgemeine Gesundheit

Obwohl diese Arbeit die Auswirkungen von Präsentismus auf die allgemeine Gesundheit nicht als primären Untersuchungsgegenstand ausweist, ist die Berücksichtigung der allgemeinen gesundheitlichen Folgen von Präsentismus für die Vollständigkeit dieser Untersuchung unabdingbar. Die erhobene allgemeine Gesundheit lässt zwar keine differenzierten Rückschlüsse auf die psychische oder physische Gesundheit eines Individuums zu, kann aber als Summe dieser beiden Teilaspekte der Gesundheit betrachtet werden (Jylhä, 2009).

Eine im öffentlichen und privaten Sektor Schwedens durchgeführte Längsschnittstudie, die von knapp 10.000 Beschäftigten Präsentismus und selbst eingeschätzte generelle Gesundheit (self-rated health folgend SRH) zu drei Messzeitpunkten (Baseline, nach 18 Monaten und nach drei Jahren) gegenüberstellt, kommt zu dem Ergebnis, dass Studienteilnehmer mit hohen Präsentismuswerten zur Erstmessung ihre allgemeine Gesundheit mit signifikant höherer Wahrscheinlichkeit bei der Zweitmessung nach 18 Monaten als eher schlecht bis schlecht einstufen, im Vergleich zu Beschäftigten, die bei der Basismessung einen niedrigen Präsentismuswert angaben. Dabei ist das genannte Ergebnis für Beschäftigte im öffentlichen Sektor nur signifikant, wenn SRH zur Basismessung als gut oder exzellent angegeben wurde. Für Befragte aus dem privaten Sektor ist der Befund unabhängig davon signifikant, wie sie ihre allgemeine Gesundheit zur Basismessung einschätzten (Bergström et al., 2009). Dabei steigt das Risiko einer zukünftig schlechten SRH mit der Anzahl der SP-Tage (Bergström et al., 2009, Gustafsson & Marklund, 2011). Eine ebenfalls in Schweden an 7.445 Beschäftigten durchgeführte Untersuchung bestätigt diesen Befund in Teilen. Allerdings kommt sie, selbst bei acht oder mehr SP-Tagen, zu keiner signifikanten Risikoerhöhung, wenn die Werte um emotionale Erschöpfung zur Basismessung korrigiert wurden (Taloyan et al., 2012).

Zusätzlich zu den Studien von Bergström et al. und Taloyan et al., die sich ausschließlich mit SRH beschäftigen, haben einige bereits in Abschnitt 2.2 und 2.3 dieser Arbeit genannte Studien ebenfalls Auswirkungen von Präsentismus auf SRH untersucht. Unabhängig von der Arbeit im öffentlichen oder privaten Sektor konnte der Befund der Untersuchung von Bergström et al. in zwei weiteren Studien mit leicht abweichendem Studiendesign bestätigt werden (Dellve et al., 2011, Gustafsson & Marklund, 2011). In dem Zusammenhang kommen Gustafsson und Marklund zusätzlich zu dem Befund, dass eine Kombination von hoher SP und hoher SA, sowie niedrige SA zusammen mit hoher SP als signifikante Risikofaktoren für eine zukünftig schlechte SRH gesehen werden können (OR: 1,87 bzw. 1,54) (Gustafsson & Marklund, 2014).

3 Diskussion

3.1 Interpretation der Ergebnisse

Präsentismus wirkt sich negativ auf die Gesundheit aus. Bezogen auf die psychische Gesundheit im Allgemeinen kann ein hoher Präsentismuswert das Risiko einer zukünftig schlechten psychischen Gesundheit laut diverser Studien signifikant (Gustafsson & Marklund, 2011, 2014, Lu et al., 2013). Lediglich eine Untersuchung kann keinen signifikanten Zusammenhang von hohem Präsentismus und schlechter psychischer Gesundheit bei der Zweitmessung feststellen, obwohl zur Basismessung ein signifikanter Zusammenhang besteht (Lu et al., 2014). Der Rückschluss, dass Präsentismus lediglich kurzfristige Auswirkungen auf die mentale Gesundheit hat, kann aufgrund der konträren Befunde von Gustafsson und Marklund nicht gezogen werden. Neben den negativen Folgen für die allgemeine psychische Gesundheit führt hoher Präsentismus zu signifikant erhöhter Erschöpfung bei Folgemessungen (Lu et al., 2013, Lu et al., 2014). Höhere Erschöpfung wiederum führt zu signifikant mehr Präsentismus, sodass eine ungünstige Wechselwirkung entsteht (Demerouti et al., 2009). Zusätzlich erhöht Präsentismus das Risiko einen Burnout zu erleiden (Dellve et al., 2011, Demerouti et al., 2009). Ein erhöhtes Risiko für eine Depression konnte in dem Zusammenhang ebenfalls festgestellt werden (Conway et al., 2014). Bis auf den Zusammenhang von Präsentismus und Depression, zu dem es nur eine Studie gibt, konnten alle Befunde in Folgestudien bestätigt werden.

Hinsichtlich physischer Folgen von Präsentismus scheint es einen Zusammenhang zwischen hohen Präsentismuswerten und der Häufigkeit von Schmerzen in unterschiedlichen Körperteilen zu geben (Gustafsson & Marklund, 2011, 2014, Lu et al., 2013). Allerdings ist in der 2014 veröffentlichten Studie von Lu et al. nur ein signifikanter Zusammenhang von Präsentismus und körperlichen Beschwerden in T1 zu beobachten und in T2 nicht. Unter Einbezug der beiden von Gustafsson und Marklund durchgeführten Studien kann auch hier kein Rückschluss auf eine lediglich kurzfristige Wirkung von Präsentismus gezogen werden. Bezüglich der Annahme, dass Präsentismus das Risiko eines Herzinfarkts oder einer tödlichen Herz-Kreislauferkrankung erhöht, liegen zwei Studien vor, die zu gegensätzlichen Ergebnissen kommen (Kivimäki et al., 2005, Westerlund et al., 2009). Die hypothesenbestätigende Studie führt dabei die Folgemessung in einem wesentlich größeren Abstand zur Erstmessung durch. Daraus könnte geschlossen werden, dass Präsentismus das Risiko der genannten körperlichen Auswirkung erst über einen längeren Zeitraum erhöht.

Die Hypothese, dass hohe Präsentismuswerte in T1 zu einer schlechteren SRH bei der Folgemessung führen konnte durch drei Studien, ohne genannte Einschränkungen, bestätigt werden (Dellve et al., 2011, Gustafsson & Marklund, 2011, 2014). Die Untersuchung von Bergström et al. unterstützt diese Annahme ebenfalls, kommt aber bei Beschäftigten im öffentlichen Sektor nur bei guter oder exzellenter Gesundheit in T1 zu einem signifikanten Ergebnis. Dabei ist die Ursache für diese Einschränkung unklar, wodurch das Ergebnis auch hier nicht weitergehend interpretiert werden kann. Alle bisher in diesem Absatz genannten Studien kommen auch nach Bereinigung um alle erhobenen Einflussfaktoren zu signifikanten Ergebnissen. Eine weitere

Studie kann allerdings nach der Bereinigung um die mentale Erschöpfung bei der Basismessung keine signifikanten Ergebnisse mehr liefern (Taloyan et al., 2012). Dieser Befund spricht für einen Zusammenhang von präsentismusbedingten Auswirkungen auf SRH und der mentalen Gesundheit.

3.2 Kritische Anmerkungen

Die Vergleichbarkeit und somit auch die Interpretation der Ergebnisse ist dadurch eingeschränkt, dass sich die Studiendesigns der betrachteten Untersuchungen teilweise stark unterscheiden (siehe Tabelle 1).

Zu erwähnen sind in dem Zusammenhang die unterschiedlichen Messzeitpunkte, Stichproben oder auch Zeiträume der abgefragten Präsentismustage vor T1. Da die Untersuchungen zusätzlich mit unterschiedlichen Definitionen für hohen und niedrigen Präsentismus arbeiten, können zwar allgemeine Tendenzen der Ergebnisse verglichen, die konkreten Odds Ratios bzw. Korrelationen allerdings nicht in Beziehung gesetzt werden. Die unterschiedliche Erhebung der gesundheitlichen Folgen von Präsentismus erschwert den Vergleich zusätzlich. Der Großteil der Studien arbeitet in dem Zusammenhang sowohl bei der Abfrage von Präsentismus als auch bei der Erhebung der gesundheitlichen Variablen mit Selbstfragebögen, sodass sozial erwünschte Antworten und retrospektive Verzerrungen nicht ausgeschlossen werden können. Ein weiterer Punkt, der die Vergleichbarkeit der Studien einschränkt, sind die erhobenen Einflussvariablen. Diesem Aspekt ist besondere Aufmerksamkeit zu schenken, da unterschiedlich einbezogene Störvariablen nicht nur eine saubere Gegenüberstellung beeinträchtigen, sondern auch die Aussagekraft und somit Relevanz der Ergebnisse schmälern können. Studien, die beispielsweise ihre Ergebnisse nicht um die Basisrate der zu untersuchenden gesundheitlichen Folgen von Präsentismus bereinigen, können den Effekt von Präsentismus nur unzureichend isoliert betrachten. Ebenso ist es in allen untersuchten Studien möglich, dass der Zusammenhang von Präsentismus und den gemessenen gesundheitlichen Folgen durch nicht gemessene Aspekte beeinflusst wird. Ein weiterer Kritikpunkt ist, dass die untersuchten Studien teilweise unterschiedliche Signifikanzniveaus festlegen.

Tabelle 1: Methodische Gegenüberstellung der Studien

Studie	Stichprobe	Messzeit-punkte	Einstufung in niedrigen/hohen Präsentismus	Zeitraum der abgefragten Präsentismustage vor T1	Untersuchte Folgen von Präsentismus	Anmerkungen
Bergström et al. 2009, Schweden	6.901 öffentlich Beschäftigte und 2.682 Beschäftigte aus der Privatwirtschaft	Folge-messungen nach 18 Monaten und 3 Jahren	hoch: 6 oder mehr Tage, niedrig: 0 Tage	12 Monate	SRH (erhoben mittels Fragebogen bestehend aus einem Item)	Bereinigung um diverse individuelle, kontextuelle und gesundheitliche Faktoren
Conway et al. 2014, Dänemark	1.271 Beschäftigte	Folgemessung nach 24 Monaten	hoch: 8 oder mehr Tage, niedrig: 0 Tage	12 Monate	Depression (gemessen durch MDI)	Bereinigung um diverse Variablen sowie mentale Gesundheit bei der Basismessung
Delive et al. 2011, Schweden	1.820 Beschäftigte im Gesundheits-system	Folgemessung nach 24 Monaten	hoch: 2 oder mehr Tage, niedrig: 0 bis 1 Tag	12 Monate	SRH und stressbezogene gesundheitliche Beschwerden (gemessen durch Shirom-Melamed Burnout Fragebogen)	Bereinigung um Alter, Geschlecht und Position
Demerouti et al. 2009, Niederlande	258 Kranken-schwestern und Krankenpfleger	Folge-messungen nach 18 Monaten und 3 Jahren	hoch: 1 oder mehr Tage, niedrig: 0 Tage	12 Monate	Depersonalisierung und mentale Erschöpfung (gemessen durch Maslach Burnout Inventory)	Bereinigung um Geschlecht und Arbeits-anforderungen
Gustafsson & Marklund 2011, Schweden	2.198 Beschäftigte	Folgemessung nach 12 Monaten	hoch: 6 oder mehr Tage, niedrig: 0 bis 1 Tag	12 Monate	SRH, körperliche Beschwerden (gemessen als Häufigkeit von Schmerzen in unterschiedlichen Teilen des Körpers) und Wohlbefinden (gemessen mit einem 10-Item Index)	Bereinigung um diverse Variablen sowie mentale Gesundheit bei der Basismessung
Gustafsson & Marklund 2014, Schweden	1.886 Beschäftigte	Folgemessung nach 12 Monaten	hoch: 2 oder mehr Tage, niedrig: 0 bis 1 Tag	12 Monate	SRH, körperliche Beschwerden (gemessen als Häufigkeit von Schmerzen in unterschiedlichen Teilen des Körpers) und mentales Wohlbefinden (gemessen mit einem 10-Item Index)	Bereinigung um diverse Variablen sowie mentale Gesundheit bei der Basismessung
Kivimäki et al. 2005, England	5.071 männliche im öffentlichen Dienst Beschäftigte zwischen 35 und 55 Jahren	Folgemessung nach durch-schnittlich 9,1 Jahren	Präsentismus wird nicht direkt gemessen, sondern aus schlechter Gesundheit zur Basismessung und nicht vorhandenen Fehltagen abgeleitet	Präsentismus wird definiert als kein Tag krankheitsbedingte Abwesenheit in 36 Monaten vor T1	Auftreten von nicht tödlichen Herzinfarkten oder tödlichen Herz-Kreislauf-Erkrankungen	Bereinigung um diverse individuelle, kontextuelle und gesundheitliche Faktoren
Lu et al. 2013, Taiwan	245 chinesische Vollzeit-beschäftigte in Taiwan	Folgemessung nach 2 Monaten	hoch: 1 oder mehr Tage, niedrig: 0 Tage	6 Monate	mentale und physische Beschwerden (gemessen durch 2 Subskalen des Occupational Stress Indicators mit 12 bzw. 6 Items)	Um individuelle und kontextuelle Faktoren bereinigt
Lu et al. 2014, Taiwan und China	345 chinesische Vollzeit-beschäftigte in Taiwan und China	Folgemessung nach 3 Monaten	hoch: 1 oder mehr Tage, niedrig: 0 Tage	6 Monate	mentale und physische Beschwerden (gemessen durch 2 Subskalen des Occupational Stress Indicators mit 12 bzw. 6 Items)	Um individuelle und kontextuelle Faktoren bereinigt
Taloyan et al. 2012, Schweden	7.445 Beschäftigte	Folgemessung nach 24 Monaten	hoch: 8 oder mehr Tage, niedrig: 0 Tage	12 Monate	SRH (erhoben mittels Fragebogen bestehend aus einem Item)	Bereinigung um diverse individuelle, kontextuelle und gesundheitliche Faktoren
Westerlund et al. 2009, England	Mitarbeiter des öffentlichen Dienstes, 133 Fälle und 928 Kontrollen	Folgemessung nach 24 Monaten	Präsentismus wird nicht direkt gemessen, sondern aus nicht vorhandenen Fehltagen vor registriertem Herzinfarkt oder tödlicher Herz-Kreislauf-Erkrankung abgeleitet	Präsentismus wird definiert als kein Tag krankheitsbedingte Abwesenheit in 24 Monaten vor registriertem Herzinfarkt oder tödlicher Herz-Kreislauf-Erkrankung	Auftreten von nicht tödlichen Herzinfarkten oder tödlichen Herz-Kreislauf-Erkrankungen	Bereinigung um diverse individuelle, kontextuelle und gesundheitliche Faktoren

Quelle: Eigene Darstellung

Besondere Beachtung verdient auch die Tatsache, dass zwei Studien nicht mit direkt erhobenen Präsentismustagen arbeiten, sondern Präsentismus aus nicht vorhande-nen Fehltagen ableiten (Kivimäki et al., 2005, Westerlund et al., 2009). In dem Zu-sammenhang ist unklar, ob Präsentismus tatsächlich in der für diese Arbeit definierten Form vorliegt. An diesen Punkt schließt sich an, dass keine der 11 genannten Untersuchungen eine theoretisch fundierte Messung von Präsentismus durchführt und somit die saubere Abbildung des Konstrukts „Präsentismus" fragwürdig ist.

3.3 Fazit und Ausblick

Obwohl sich die untersuchten Studien teilweise stark im Studiendesign unterscheiden und somit schlecht vergleichbar sind, zeigt sich eine klare Tendenz, sodass davon ausgegangen werden kann, dass Präsentismus negative Auswirkungen auf die psychische, physische und die allgemeine Gesundheit hat. Unter dem Gesichtspunkt ist es verwunderlich, dass dieser Forschungsgegenstand bisher durch wenige Studien untersucht wurde. Es empfiehlt sich daher die gesundheitlichen Folgen von Präsentismus zukünftig eingehender zu untersuchen. In dem Zusammenhang sollten Studiendesigns innerhalb eines möglichen Rahmens angeglichen und somit eine Vergleichbarkeit geschaffen werden. Ebenso empfiehlt sich ein Ausbau der theoretischen Grundlage für Präsentismus, sodass die Präsentismusforschung zukünftig einheitlicher stattfinden kann. Zusätzlich bietet sich im Zuge einer ganzheitlichen Betrachtung und auch für eventuelle Handlungsempfehlungen an, mögliche positive Folgen von Präsentismus zu untersuchen. Hinsichtlich einer Handlungsempfehlung basierend auf den untersuchten Studien, könnten Organisationen und Manager deutlicher kommunizieren, dass legitime krankheitsbedingte Abwesenheit zu begrüßen ist und damit helfen Präsentismus und die damit verbundenen negativen Folgen für die Gesundheit der Beschäftigten zu senken.

Literaturverzeichnis

Aronsson, G., & Gustafsson, K. (2005). Sickness Presenteeism: Prevalence, Attendance-Pressure Factors, and an Outline of a Model for Research. *Journal of occupational and environmental medicine, 47*(9), 958-966. doi: 10.1097/01.jom.0000177219.75677.17

Aronsson, G., Gustafsson, K., & Dallner, M. (2000). Sick but yet at work. An empirical study of sickness presenteeism. *Journal of epidemiology and community health, 54*(7), 502-509.

Bergström, G., Bodin, L., Hagberg, J., Lindh, T., Aronsson, G., & Josephson, M. (2009). Does sickness presenteeism have an impact on future general health? *International archives of occupational and environmental health, 82*(10), 1179-1190. doi: 10.1007/s00420-009-0433-6

Burton, W. N., Conti, D. J., Chen, C. Y., Schultz, A. B., & Edington, D. W. (1999). The role of health risk factors and disease on worker productivity. *Journal of occupational and environmental medicine, 41*(10), 863-877.

Chiu, S., Black, C. L., Yue, X., Greby, S. M., Laney, A. S., Campbell, A. P., & de Perio, M. A. (2017). Working with influenza-like illness: Presenteeism among US health care personnel during the 2014-2015 influenza season. *American journal of infection control, 45*(11), 1254-1258. doi: 10.1016/j.ajic.2017.04.008

Conway, P. M., Hogh, A., Rugulies, R., & Hansen, Å. M. (2014). Is sickness presenteeism a risk factor for depression? A Danish 2-year follow-up study. *Journal of occupational and environmental medicine, 56*(6), 595-603. doi: 10.1097/JOM.0000000000000177

Dellve, L., Hadzibajramovic, E., & Ahlborg, G., Jr. (2011). Work attendance among healthcare workers: Prevalence, incentives, and long-term consequences for health and performance. *Journal of Advanced Nursing, 67*(9), 1918-1929. doi: 10.1111/j.1365-2648.2011.05630.x

Demerouti, E., Le Blanc, P. M., Bakker, A. B., Schaufeli, W. B., & Hox, J. (2009). Present but sick: A three-wave study on job demands, presenteeism and burnout. *The Career Development International, 14*(1), 50-68. doi: 10.1108/13620430910933574

Gustafsson, K., & Marklund, S. (2011). Consequences of sickness presence and sickness absence on health and work ability: A Swedish prospective cohort study. *International Journal of Occupational Medicine and Environmental Health*, 24(2), 153-165. doi: 10.2478/s13382-011-0013-3

Gustafsson, K., & Marklund, S. (2014). Associations between health and combinations of sickness presence and absence. *Occupational medicine (Oxford, England)*, 64(1), 49-55. doi: 10.1093/occmed/kqt141

Johns, G. (2010). Presenteeism in the workplace: A review and research agenda. *Journal of Organizational Behavior*, 31(4), 519-542. doi: 10.1002/job.630

Jylhä, M. (2009). What is self-rated health and why does it predict mortality? Towards a unified conceptual model. *Social Science & Medicine*, 69(3), 307-316. doi: 10.1016/j.socscimed.2009.05.013

Kivimäki, M., Head, J., Ferrie, J. E., Hemingway, H., Shipley, M. J., Vahtera, J., & Marmot, M. G. (2005). Working while ill as a risk factor for serious coronary events: the Whitehall II study. *American journal of public health*, 95(1), 98-102.

Lu, L., Lin, H. Y., & Cooper, C. L. (2013). Unhealthy and Present: Motives and Consequences of the Act of Presenteeism Among Taiwanese Employees. *Journal of Occupational Health Psychology*, 18(4), 406-416. doi: 10.1037/a0034331

Lu, L., Peng, S.-Q., Lin, H. Y., & Cooper, C. L. (2014). Presenteeism and health over time among Chinese employees: The moderating role of self-efficacy. *Work & Stress*, 28(2), 165-178.

Schultz, A. B., & Edington, D. W. (2007). Employee health and presenteeism: a systematic review. *Journal of occupational rehabilitation*, 17(3), 547-579.

Smith, D. J. (1970). Absenteeism and "presenteeism" in industry. *Arch Environ Health*, 21, 670-677.

Steinke, M., & Badura, B. (2011). Präsentismus Ein Review zum Stand der Forschung. *Bundesanstalt für Arbeitsschutz und Arbeitsmedizin (Hrsg)*.

Taloyan, M., Aronsson, G., Leineweber, C., Hanson, L. M., Alexanderson, K., & Westerlund, H. (2012). Sickness presenteeism predicts suboptimal self-rated health and sickness absence: A nationally representative study of the Swedish working population. *PLoS ONE*, 7(9). doi: 10.1371/journal.pone.0044721

Uris, A. (1955). How to Build Presenteeism. *Petroleum Refiner*, 34, 348-359.

Westerlund, H., Kivimaki, M., Ferrie, J. E., Marmot, M., Shipley, M. J., Vahtera, J., & Head, J. (2009). Does working while ill trigger serious coronary events? The Whitehall II study. *Journal of occupational and environmental medicine*, 51(9), 1099-1104. doi: 10.1097/JOM.0b013e3181b350e1